MÉMOIRE

SUR

LA DIGITALE POURPRÉE

M. Nativelle ayant encore renouvelé dans un Prospectus-Réclame ses allégations calomnieuses de 1844, je fais réimprimer mon Mémoire sur la Digitale, couronné par la Société de Pharmacie, ainsi que la lettre de Quevenne en réponse aux assertions de ce chimiste.

MÉMOIRE
SUR LA
DIGITALE POURPRÉE

PAR

M. HOMOLLE

DOCTEUR-MÉDECIN

INTERNE EN PHARMACIE DES HOPITAUX DE PARIS (1830-1834)

Ce Mémoire a été couronné par la Société de Pharmacie

PARIS

TYPOGRAPHIE FÉLIX MALTESTE ET Cie

RUE DES DEUX-PORTES-SAINT-SAUVEUR, 22.

1872

MÉMOIRE

SUR

LA DIGITALE POURPRÉE

PAR M. HOMOLLE

Le règne végétal fournit à la thérapeutique peu de plantes qui aient été l'objet de travaux aussi importants que la digitale pourprée, bien que, malgré ses propriétés si puissantes et si singulières, ce soit seulement en 1721, au rapport de Murray, qu'on la trouve admise dans la Pharmacopée de Londres, et qu'elle ne prenne place définitivement dans les traités des drogues qu'en 1788. Il y a donc quelque lieu de s'étonner que l'on soit encore dans l'ignorance sur la nature de son principe actif, et l'impuissance des moyens employés jusqu'à ce jour pour l'obtenir devait conduire à le considérer comme différant par ses caractères chimiques des produits immédiats obtenus des autres végétaux.

Nous laisserons de côté tout ce qui a rapport à l'histoire naturelle de la digitale, ainsi qu'aux essais tentés pour étudier son action physiologique et thérapeutique, et nous aborderons immédiatement l'examen des travaux qui ont pour but sa composition chimique.

Destouches et Bidault de Villiers se sont attachés à séparer les produits solubles dans l'eau et l'alcool, et à constater la présence des sels de chaux dans le résidu.

Planavia traitait l'extrait aqueux par l'éther, distillait avec de l'eau, séparait ainsi la chlorophylle, puis reprenait par l'éther la portion aqueuse évaporée et mêlée d'oxyde de plomb ; il obtenait ainsi une résine gluante.

Leroyer de Genève préparait un extrait par l'éther, le reprenait par l'eau, traitait par l'oxyde de plomb, évaporait après filtration et reprenait de nouveau par l'éther, qui lui donnait en dernier résultat un produit qu'il regardait comme alcalin, et auquel il avait cru reconnaître des propriétés toxiques très-prononcées.

Rein et Haase de Stockholm constatent dans la digitale la présence de la gomme et du suroxalate de potasse ; ils attribuent ses propriétés à une résine molle en grande partie entraînée par la fécule verte qui se précipite du suc de la plante fraîche.

M. Welding, dont nous n'avons pu trouver le mode d'opérer, signale dans la digitale une huile volatile entraînant une matière concrète floconneuse, une matière grasse fixe, un produit qu'il nomme digitaline, de l'acide gallique, une matière colorante rouge, soluble dans l'eau, du gluten, de l'albumine, de la chlorophylle, du sucre et du mucilage. La digitaline, selon ce chimiste, jouirait de propriétés alcalines et serait soluble dans l'alcool et l'éther, mais M. Soubeyran fait observer que les expériences de M. Welding sont loin d'être concluantes.

M. Dulong d'Astafort dissout l'extrait aqueux de digitale dans l'alcool, précipite la potasse par l'acide tartrique et l'excès de celui-ci par l'acétate plombique, chasse le plomb en excès par le gaz sulfide hydrique, évapore et traite le résidu par l'éther acétique qui dissout la digitaline que l'évaporation donne sous forme d'une masse jaune orangée, amère, molle et filante, déliquescente, mais pouvant devenir dure et cassante par dessiccation. Cette matière est soluble dans l'eau et l'alcool, précipitable par le sous-acétate plombique et la noix de galle, peu soluble dans l'éther.

En 1837, M. A. Henry, pharmacien à l'hôpital militaire de Phalsbourg, adressa au journal *Journal de la Société des Sciences physiques et chimiques de France* un mémoire dans lequel il indique le procédé suivant pour obtenir le principe actif de la digitale dans un grand état de concentration.

Le suc de la plante filtré est traité bouillant par le carbonate de magnésie jusqu'à ce qu'il ait perdu toute réaction acide, puis, après filtration, évaporé en extrait que l'on reprend par l'alcool à 33° bouillant. Un quart seulement de l'extrait est dissous ; le reste, insoluble dans l'alcool et dans l'éther, d'une saveur légèrement salée et nullement amère, constitue une masse noire dans laquelle les réactifs indiquent de la chaux et des acides gallique et hydrochlorique. Les liqueurs alcooliques sont distillées, puis évaporées à siccité, et le résidu est traité par l'éther bouillant qui enlève un peu de résine verte. Ainsi épuisé l'extrait est dissous dans l'eau distillée avec un excès de sous-acétate plombique. On se débarrasse de l'excès de plomb par le gaz sulfide hydrique, de la chaux par l'acide oxalique, et par l'évaporation la liqueur filtrée donne un extrait sec, qui est repris par l'alcool à 36° et soumis à l'ébullition avec la magnésie calcinée. La liqueur filtrée est placée sur des assiettes à l'étuve jusqu'à dessiccation complète sous forme d'écailles transparentes, brun rougeâtre, d'une saveur d'abord légèrement sucrée, suivie d'une amertume très-grande, dont 1/2 grain administré toutes les trois heures a fait tomber le pouls de 150 pulsations à 43. De plus le suc de digitale a fourni à la distillation une eau limpide d'odeur herbacée, vive, pénétrante, de saveur herbacée aromatique légèrement âcre, surnagée de traces d'huile volatile. L'acide libre de la plante est de l'acide gallique auquel est uni le principe amer. La fécule verte contient de l'amidon ; les réactifs indiquent dans le suc des gallates et hydrochlorates de chaux, des traces de fer, etc.

M. Quevenne, pharmacien en chef de l'hôpital de la Charité de Paris, en rendant compte de ce travail dans le numéro de décembre 1837 du *Journal des connaissances médicales pratiques*, présente les remarques suivantes : ce procédé donne tout le principe amer de la digitale, c'est le meilleur moyen proposé jusqu'à ce jour pour l'obtenir dans un grand état de concentration, mais ce produit ne peut mériter le nom de digitaline, puisqu'il doit retenir du sucre, de la matière extractive et de l'acétate de magnésie.

M. Quevenne ayant, à propos de ce travail, répété les divers procédés des chimistes qui se sont occupés de cette plante, tous ces procédés lui ont fourni en dernier résultat un produit analogue sous forme d'extrait jaune rougeâtre, de consistance de miel et très-amer, plus ou moins soluble dans l'éther.

Quelques expériences faites pour constater la solubilité réelle du principe amer de la digitale dans l'éther lui ont fait reconnaître que cette solubilité, toujours faible, variait en raison du degré de concentration de l'éther, celui-ci en dissolvant d'autant plus qu'il était moins pur ou mélangé d'une proportion plus forte d'alcool.

Le *Répertoire de chimie* pour février 1838 contient les expériences de M. Tromsdorff, d'Erfurt, sur la digitale ; en voici le résumé : le suc de la plante verte, coagulé par la chaleur et filtré, est évaporé à 70° Réaumur, en consistance de sirop, puis mêlé, après son refroidissement, avec de l'alcool à 80° centésimaux, jusqu'à ce qu'il ne se produise plus de précipité. La liqueur alcoolique fournit par l'évaporation un extrait très-amer et déliquescent. Celui-ci est repris par l'éther, et la solution éthérée, soumise à la distillation, laisse déposer de la chlorophylle, que l'on sépare. Le liquide jaunâtre restant mélangé d'eau pure, laisse déposer, *pendant l'évaporation*, des gouttelettes oléagineuses jaune brun, à peine sapides, et devenant dures et friables par le refroidissement ; puis, filtré et évaporé à siccité, fournit une masse jaune, transparente, amère, à réaction acide, soluble dans l'eau, l'alcool et l'éther, et attirant l'humidité atmosphérique. Après son évaporation dans le vide, cette substance ne présente aucune trace de cristallisation. Sa solution aqueuse précipite abondamment par le sous-acétate plombique et la teinture de noix de galle. Ce dernier précipité est bientôt dissous par l'addition d'alcool ; la teinture d'iode, l'ammoniaque, l'émétique, le proto et le persulfate de fer, le nitrate d'argent n'y produisent aucun changement. La potasse caustique la colore en jaune foncé. En résumé, M. Tromsdorff classe cette substance parmi les matières extractives acides.

Enfin, dans le rapport fait en 1840 par M. Mialhe, au nom de la commission du prix de la digitale, je vois que l'auteur d'un des deux Mémoires présentés l'avait accompagné d'un échantillon d'une substance blanche, jaunâtre, amorphe, soluble dans l'eau, l'alcool, l'éther, et possédant, selon l'auteur, une action toxique à la dose de 15 à 20 centigr., mais que la commission n'a pu admettre comme le principe actif de la digitale, et sur la préparation de laquelle elle garde le silence.

Résumant maintenant les notions acquises par les travaux dont nous venons de rendre compte, nous trouvons les points suivants établis :

1º C'est dans la matière amère que réside le principe actif de la digitale ;

2º Cette matière amère est soluble dans l'alcool ; elle l'est peu dans l'éther, selon le plus grand nombre des expérimentateurs ; elle se dissout facilement dans l'eau à l'aide des substances auxquelles elle est opiniâtrément combinée ou mélangée.

Du reste, elle n'a pu encore être isolée, et tous les chimistes qui se sont occupés de sa recherche n'ont obtenu qu'une matière extractive déliquescente, plus ou moins colorée et de composition toujours complexe ; aussi les opinions sont-elles tout à fait contradictoires sur sa nature chimique et sur la classe des corps dont on doit la rapprocher.

Enfin, l'analyse a démontré, dans la digitale, la présence d'un acide libre en partie, et en partie combiné (probablement avec le principe amer), et se rapprochant de l'acide gallique. Elle y a trouvé une huile volatile, une matière grasse fixe, une matière colorante rouge extractiforme, de la chlorophylle, de l'albumine, de l'amidon, du sucre et de la gomme, plus des sels de potasse et de chaux.

Quant aux méthodes de traitement employées, la plupart nous ont paru pécher plus ou moins par des manipulations nombreuses et compliquées.

Les données fournies par les travaux sur la digitale, que nous avons résumés dans la première partie de ce Mémoire, nous conduisirent à poser les bases suivantes au travail que nous entreprenions :

1º Éviter l'emploi de la chaleur ;

2º Traiter la plante sèche, grossièrement pulvérisée par la méthode de déplacement ;

3º Agir directement sur les liqueurs ainsi obtenues par voie d'élimination.

Il est inutile de parler de tous les tâtonnements par lesquels nous avons dû passer, et d'énumérer tous les mécomptes qui, notamment de 1838 à 1840, arrêtèrent la marche que nous voulions suivre. Voici, vers le mois de juin 1840, les faits qui nous étaient acquis.

Le macéré digitalique, obtenu par déplacement, était immédiatement et directement débarrassé des matières extractives et colorantes par le sous-acétate plombique, puis de l'excès de celui-ci par le sous-carbonate de soude, qui précipite également la majeure partie des sels de chaux. Traitée ensuite successivement par l'oxalate d'ammoniaque et le phosphate sodique ammoniacal, pour enlever le reste des sels de chaux et de magnésie (de ces derniers surtout dont la présence, non signalée par les expérimentateurs qui nous avaient précédé, a été un des obstacles qui ont contribué à ralentir notre marche), la liqueur était précipitée par le tannin, qui entraîne la plus grande partie du principe amer. Restait à retirer ce dernier du précipité formé à la faveur du tannin ; nous pensâmes tout naturellement au sous-acétate plombique ; partant de cette hypothèse, que le principe amer pouvait être un alcaloïde, et nous proposant d'obtenir ainsi, par double décomposition, un tannate de plomb insoluble et un sous-sel de digitaline, que l'on pourrait enlever par l'alcool.

Mais ici encore de nouveaux obstacles s'élevèrent ; des difficultés inhérentes à l'emploi du sous-acétate de plomb nous forcèrent de passer successivement en revue l'emploi de divers corps susceptibles de former un composé insoluble avec le tannin, et de dégager le principe amer de sa combinaison. Enfin, l'oxyde de plomb (litharge en poudre fine), mêlé dans une certaine proportion au précipité tannique encore humide, nous permit d'obtenir un produit qu'il fut facile de ramener à l'état de pureté.

Voici ce procédé.

Un kilogramme de feuilles sèches de digitale, grossièrement pulvérisées et préalablement humectées, est placé dans un appareil à déplacement, pour être traité par l'eau. Les liqueurs obtenues et mélangées, sont immédiatement précipitées par un léger excès de sous-acétate plombique et jetées sur un filtre. Elles passent limpides et presque complétement décolorées, conservant toute leur amertume et présentant une réaction légèrement acide. On y ajoute du soluté de carbonate sodique, jusqu'à ce qu'il n'y forme plus de précipité. Filtré de nouveau, le liquide est débarrassé de la chaux qu'il retient encore par l'oxalate d'ammoniaque, puis des sels magnésiens par le phosphate sodique ammoniacal.

Les liqueurs filtrées présentent une réaction alcaline assez prononcée, ont une teinte jaune, brun clair et sont d'une amertume excessive ; on y verse une solution de tannin en léger excès, et le précipité formé est recueilli sur un filtre et essuyé entre des papiers non collés pour être mêlé humide encore à 1/5 de son poids d'oxyde de plomb porphyrisé. La pâte molle qui en résulte est jetée sur un filtre pour être égouttée, pressée entre des papiers non collés, et enfin mise à l'étuve pour en achever la dessiccation. On la pulvérise alors et on l'épuise par l'alcool concentré.

Le soluté alcoolique obtenu, suffisamment évaporé à une douce chaleur, laisse pour résidu, sous forme d'une masse granuleuse jaunâtre, surnagée d'une petite quantité d'eau mère, le principe amer retenant encore des traces d'huile, de sels et de substances extractives.

On lave cette masse avec un peu d'eau distillée qui enlève les sels déliquescents entraînés, sans dissoudre sensiblement de principe amer. On laisse égoutter et on reprend par l'alcool bouillant, ajoutant une suffisante quantité de charbon lavé à l'acide hydrochlorique ; on fait bouillir et l'on jette sur un filtre. Le liquide passe incolore ; abandonné à l'évaporation spontanée dans une étuve, la matière se dépose en partie sur les parois de la capsule, sous forme de couches minces, légères, demi-transparentes et en partie au fond du vase, sous forme de flocons blanchâtres granuleux, agglomérés.

Le produit, parfaitement desséché, est pulvérisé et traité par l'éther rectifié. On laisse 24 heures en contact, puis on porte à l'ébullition, et l'on filtre. Cette solution éthérée, abandonnée à l'évaporation spontanée, laisse pour résidu une légère couche blanche, cristalline, formée d'une certaine proportion du principe amer, d'une trace de matière oléo-résineuse verte, d'une matière odorante rappelant la digitale, et d'une substance cristallisée en belles aiguilles, blanche, inodore, d'une saveur âpre, mêlée d'un peu d'âcreté, insoluble dans l'eau et l'alcool, fusible à une température que nous n'avons pas déterminée, mais que nous croyons dépasser un peu 150°, et se prenant par le refroidissement en une masse jaune cristalline, rayonnée. La petite quantité que nous avons pu en isoler jusqu'ici ne nous a pas permis d'en constater les autres propriétés. Nous nous proposons d'en poursuivre l'étude aussitôt que nous aurons pu nous en procurer en suffisante quantité.

Une opération faite sur 250 grammes d'extrait aqueux de digitale préparé avec soin, que nous avons repris successivement par l'alcool et par l'eau, ne nous permit pas d'obtenir le principe amer solide et complétement isolé. Nous en tirâmes la conclusion que l'emploi de la chaleur nécessaire pour préparer l'extrait altérait cette matière, encore combinée aux corps qui l'accompagnent dans la plante.

Une autre opération faite en juillet 1842 sur deux litres de suc de digitale fraîche, nous donna un beau produit, mais la très-faible proportion de celui-ci nous parut devoir faire écarter toute idée d'employer ce mode de préparation, indépendamment de l'immense inconvénient de ne pouvoir utiliser ce procédé qu'à une certaine époque de l'année.

La fermentation que la présence dans la plante d'une petite quantité de sucre déterminait dans les liqueurs, pour peu que la température fût élevée, ou que l'opération se prolongeât, fermentation dont le résultat était toujours la précipitation d'une petite proportion de matière amère altérée, nous avait d'abord fait ajouter à l'eau qui sert à épuiser la digitale 1/10 en volume d'alcool; nous espérions aussi éviter par là la dissolution d'une partie des sels de chaux et de magnésie. Nous avons dû renoncer à cette addition, qui rendait le procédé plus coûteux sans améliorer les résultats. Il suffit en général de mener rapidement chaque opération, et d'éviter une température supérieure à 10 ou 12° centigrades.

Nous passons à l'étude des propriétés physiques et chimiques du principe que nous avons isolé, lui laissant le nom de digitaline que les chimistes qui nous ont précédé lui avaient donné par anticipation.

La digitaline est blanche, inodore, difficilement cristallisable, et se présentant le plus souvent sous forme de masses poreuses mamelonnées ou en petites écailles. Elle possède une amertume tellement intense qu'il suffit d'un centigramme pour communiquer une amertume prononcée à deux litres d'eau, 1/200,000. Cependant la saveur de la digitaline solide est lente à se développer à cause de sa faible solubilité dans l'eau.

Elle provoque de violents éternuements quand on la pulvérise ou qu'on l'agite sans précaution, même en faible quantité.

La digitaline en solution dans l'eau et l'alcool est sans action sur le papier tournesol rouge ou bleu, c'est donc une substance neutre.

Un échantillon de cette substance purifié avec beaucoup de soin par l'emploi de solutions et de lavages alternatifs sans l'intermédiaire du charbon, dans la crainte que celui-ci n'y introduisît des matières étrangères, a servi à constater les propriétés suivantes.

Exposée à l'action de la chaleur du bain d'huile, dans un tube, ce n'est qu'à 180° centigrades qu'elle a commencé à se colorer légèrement, à 200° elle était devenue brune, et vers 205° elle a commencé de se ramollir en une sorte de bouillie qui s'est boursouflée, en paraissant prendre une teinte plus claire par l'interposition de bulles gazeuses. La température ayant été portée peu à peu jusqu'à 220°, la matière a diminué de volume en reprenant la teinte brune qu'elle avait à 200°. Goûtée après cet essai, elle avait perdu une grande partie de son amertume primitive remplacée par une saveur âpre astringente.

Une autre portion chauffée à l'air sur une lame de platine, s'y ramollit d'abord en une bouillie jaunâtre qui se boursoufle légèrement, puis la matière prend feu et brûle vivement, mais avec une flamme un peu terne et fuligineuse.

Il ne reste rien de visible après cette combustion sur la lame de platine; seulement la place étant lavée avec un peu l'eau distillée, celle-ci devient alcaline. Le même phénomène a été observé à un certain degré, en faisant brûler de la même manière un peu de morphine parfaitement cristallisée.

Si la digitaline n'est pas dans un état de pureté suffisante, elle brûle en formant un champignon poreux très-élevé qui disparaît si l'on continue la calcination.

Une partie brûlée seule dans un tube de verre répand des vapeurs acides. Si on la brûle avec un fragment de potasse, les vapeurs deviennent alcalines; mais comme la même chose nous est arrivée, en opérant comparativement sur de belle salicine, nous avons pensé qu'il se passait là un phénomène semblable à celui signalé par MM. Faraday, Reiset et Gerhardt, et que l'azote, ici dégagée sous forme d'ammoniaque, ne provenait point de la digitaline.

Nous avons voulu constater la présence ou l'absence de l'azote par le procédé de M. Lassaigne (*Comptes rendus de l'Institut*, n° 7, 1843). En conséquence, nous avons opéré comparativement, en nous conformant aux prescriptions indiquées par l'auteur, sur de la digitaline, de la salicine et de la morphine. Dans les deux premiers cas, nous n'avons obtenu, en dernier lieu, qu'une faible teinte jaune et verdâtre, que nous avons attribuée au persel de fer, et avec la morphine une teinte vert émeraude légèrement bleuâtre.

Quoique ces derniers résultats ne soient pas aussi tranchés que nous l'espérions (ce qui tient sans doute à ce que nous n'aurons pas bien saisi le *modus faciendi* de l'auteur), car avec la morphine, substance azotée, nous aurions dû avoir une belle nuance bleu foncé ; cependant, attendu qu'ils se sont montrés constamment les mêmes dans plusieurs essais, nous les avons regardés comme confirmatifs de notre première conclusion : à savoir que la digitaline n'est pas un produit azoté.

Action de l'eau. — 20 centigrammes de la même digitaline en poudre ont été mis en contact pendant quarante-deux heures avec 200 grammes d'eau distillée, à la température de $+12°$ centigrades, et en agitant de temps à autre. Au bout de ce temps, la plus grande partie de la poudre était déposée au fond du vase. Une partie du liquide filtrée et évaporée à l'air libre, a laissé pour résidu une légère couche blanche pulvérulente, dont la proportion, calculée pour cent grammes d'eau, était de 53 milligrammes, ou un peu plus de 1/2000.

Le reste du mélange d'eau et de digitaline a été porté et maintenu pendant trois minutes à l'ébullition ; filtré au bain-marie bouillant, le liquide ne s'est pas troublé par refroidissement. Évaporé, il a fourni 119 milligrammes de résidu pour 100 grammes d'eau ou un peu plus de 1/1000.

Pendant l'évaporation des deux solutions, une partie de la matière s'est séparée sous forme de flocons blancs, et il se forma sur les parois du vase quelques zones ou stries jaunâtres extractives que nous sommes fondé à regarder comme provenant d'un commencement d'altération de la digitaline, par la chaleur employée pour l'évaporation.

Action de l'alcool. — L'alcool est le dissolvant par excellence de la digitaline. Il la dissout en grande proportion à froid, et encore plus à chaud. La dissolution bouillante ne laisse cependant rien déposer par le refroidissement. L'alcool paraît être d'autant plus propre à dissoudre la digitaline, qu'il est plus concentré; cependant l'alcool faible en dissout pareillement une assez forte proportion, et même il suffit d'ajouter à l'eau une petite quantité de ce liquide pour en augmenter sensiblement le pouvoir dissolvant.

Quand la digitaline a été purifiée par l'éther, elle paraît se dissoudre avec un peu moins de facilité dans l'alcool. La solution alcoolique de digitaline, abandonnée à l'évaporation spontanée, laisse déposer celle-ci en partie à l'état pulvérulent, en partie à l'état cristallin; souvent aussi, vers la fin de l'évaporation, le liquide se prend en une espèce de masse hydratée, qui, après la dessiccation complète, se présente en croûtes mamelonnées.

Action de l'éther. — 20 centigrammes de digitaline ont été mis en contact pendant vingt-quatre heures, avec environ 30 grammes d'éther parfaitement neutre, lavé à l'eau, rectifié sur du chlorure de calcium et dont la densité était de 0,726. Celui-ci évaporé a formé un résidu dont la proportion était de 80 milligrammes pour 100 grammes d'éther. Il était sous forme d'une couche blanche qui, vue au microscope, se montrait légèrement cristalline.

De l'éther d'une densité de 0,748 a fourni, dans les mêmes circonstances, 347 milligrammes de résidu pour 100 grammes d'éther.

La digitaline qui a servi à ces expériences n'ayant pas été épuisée à l'avance par l'éther bouilli, les chiffres obtenus comme représentant la proportion de digitaline qui se dissout dans ce véhicule n'ont pas une précision absolue, et la seule chose qui ressorte de cette expérience, c'est que l'éther concentré dissout d'autant moins de ce principe amer, que sa densité est plus faible, ou son degré plus élevé.

Action des acides. — Nous n'avons pu former aucune combinaison de digitaline avec les acides. Ce résultat était probable, du moment où nous avions constaté la neutralité de ce principe.

Mise en contact avec l'acide sulfurique concentré, la digitaline noircit à l'instant, puis ne tarde pas à former une solution qui parait brun noirâtre, quand on l'examine en couche mince sur les parois du vase; les jours suivants, cette couleur passe successivement au brun rougeâtre, à l'améthiste enfumé, à l'améthiste pur, à un beau cramoisi. Si, pendant cet intervalle, on verse une portion de liquide dans une petite quantité d'eau, il en résulte une solution d'un beau vert limpide.

La digitaline, mise en contact avec l'acide hydrochlorique concentré et incolore, s'y dissout promptement en communiquant au liquide une teinte jaune, qui devient, au bout de quelques instants, d'un beau vert émeraude, qui se fonce de plus en plus jusqu'au vert foncé. Au bout d'une heure environ, la liqueur se trouble et bientôt la matière, d'abord dissoute, se précipite sous forme de flocons verts nageant dans un liquide jaune verdâtre. Au bout de deux jours, les flocons ont passé au vert noirâtre.

Avec l'acide phosphorique, la digitaline ne se dissout pas et prend seulement, au bout de deux ou trois jours, une teinte légèrement verdâtre.

Dans l'acide nitrique pur concentré, la digitaline ne tarde pas à se dissoudre avec dégagement de vapeurs rutilantes, en lui communiquant une belle nuance jaune orangé. Les jours suivants, le liquide passe au jaune doré et y persiste.

Dans ces diverses réactions de la digitaline avec les acides, on comprend que celle-ci est détruite plus ou moins immédiatement.

La digitaline se dissout dans l'acide acétique à 10°, sans se colorer et sans s'altérer du moins aussi promptement que dans les acides minéraux concentrés.

Ces derniers dilués ne nous ont pas paru dissoudre sensiblement la digitaline.

Action de la potasse. — Un peu de potasse mis dans une solution aqueuse de digitaline, n'en fait disparaître la saveur amère que lentement; mais si l'on vient à dessécher le mélange, la saveur amère disparaît par cela même et fait place à une saveur astringente.

La singulière propriété des alcalis de détruire la saveur amère de certains corps avait déjà été signalée par M. Bouchardat, à propos du cynisin et de la lactucine; mais nous devons ajouter que la digitaline, soumise à l'action de l'ammoniaque liquide pendant plus de dix jours, n'a pas paru altérée au bout de ce temps.

Solutions salines. — Nous n'avons trouvé aucun sel qui soit précipité par la solution aqueuse de digitaline; ainsi, avec

Iodure de potassium ioduré	Rien.
Deuto-chlorure de mercure	id.
Protonitrate de mercure contenant un peu de deuto-nitrate.	id.
Acétate et sous-acétate de plomb.	id.
Nitrate d'argent	id.
Perchlorure de fer neutre.	id.
Chlorure d'or	id.
Id. de platine.	id.
Acétate de cuivre.	id.

La solution de tannin rend le liquide blanc opaque en masse, et seulement opalin si on l'examine en goutte; le précipité ne commence de se former qu'au bout de vingt-quatre heures.

La solution de digitaline dans l'eau bouillante présente exactement les mêmes propriétés, sans précipiter davantage les sels ci-dessus énumérés.

Parmi les différentes propriétés de la digitaline, que nous venons de passer en revue, il en est une surtout qui nous semble caractéristique, et qui n'appartient, que nous sachions, à aucune autre substance; c'est celle de former une solution d'un beau vert émeraude avec l'acide chlorhydrique concentré. Cette réaction est d'autant plus précieuse qu'il suffit d'une parcelle de cette matière mise dans un tube avec deux ou trois gouttes d'acide chlorhydrique pour voir la couleur verte se développer au bout de quelques instants, et nous croyons que ce caractère devra former le critérium propre à déceler la digitaline dans les recherches de médecine légale ou analytique; viendront ensuite l'action de l'acide sulfurique et celle de l'acide acétique.

La transformation de la digitaline en un principe âpre, astringent, sous l'influence de la chaleur d'une part et de l'autre sous celle de la potasse, jointe à la légère altération que nous avons aussi observée pendant l'évaporation de la solution aqueuse, envisagées sous le point de vue pratique, indiquent assez que l'emploi de la chaleur ne pourrait qu'être très-défavorable aux préparations pharmaceutiques qui ont la digitale pour base, et qu'il faut éviter avec soin d'ajouter à celles-ci des sels alcalins.

Nous avons vu la digitaline pure à peine soluble dans l'eau, il ne faudrait pas en conclure que ce liquide soit impropre à dissoudre le principe actif de la plante. En effet, il se trouve dans la digitale uni à des matières salines et extractives qui favorisent sa solubilité dans ce menstrue.

La digitaline qui n'a point été purifiée par l'éther, retenant, comme nous avons dit, une matière verte, une substance odorante et un principe cristallisable, se reconnaît à son odeur, *sui generis*, rappelant celle de la digitale.

Elle ne se dissout qu'imparfaitement dans l'acide chlorhydrique, de sorte que la liqueur reste trouble, présentant d'ailleurs la même couleur verte intense.

Enfin elle laisse quelques légers flocons en se dissolvant dans l'acide acétique.

Si nous signalons ainsi les propriétés de la digitaline dans cet état, c'est parce qu'il pourrait arriver (en supposant que d'autres concurrents n'aient pas donné un mode d'extraction préférable au nôtre), qu'on prit l'habitude de livrer au commerce la digitaline sous forme de masses blanches, mamelonnées, odorantes, sans l'avoir traitée par l'éther, de même que nous voyons employer journellement le tannin sous forme de paillettes jaune pâle et odorantes, bien que d'après l'auteur de sa découverte cet acide soit dans son état de pureté blanc et inodore.

Nous aurions désiré donner l'analyse élémentaire de la digitaline, mais outre que cette analyse n'est point exigée par le programme, nous devons avouer que le temps nous a manqué pour préparer des produits purs en assez grande quantité. Il eût fallu en effet agir sur des masses considérables de digitale, la proportion de principe amer que l'on en retire étant toujours extrêmement faible ; circonstance que nous avions d'abord attribuée à l'imperfection de nos moyens et qui nous a longtemps désespéré, mais qui plus tard nous a été expliquée quand nous avons reconnu la puissante énergie de cette substance sur l'économie animale. Nous avons d'ailleurs pensé que si la commission des prix de la Société de pharmacie voulait se charger de cette partie délicate de l'histoire de la digitaline, la science ne pourrait qu'y gagner, et que dans le cas où elle ne jugerait pas convenable de s'en occuper, nous serions toujours à même d'y revenir plus tard.

EXPÉRIENCES PHYSIOLOGIQUES ET THÉRAPEUTIQUES INSTITUÉES POUR ÉTUDIER L'ACTION DU PRINCIPE AMER DE LA DIGITALE.

Première expérience, sur un jeune lapin dont on avait préalablement compté les battements du cœur qui, en moyenne, s'élevaient à 148 doubles bruits par minute. — Le 27 juin 1841, à huit heures vingt minutes du matin, 0 gramme 05 centigrammes du principe amer de la digitale non purifié et tel qu'on l'obtient de premier jet, furent introduits dans le tissu cellulaire souscutané de la partie interne de la cuisse droite du lapin; un point de suture fut pratiqué pour s'opposer à l'issue de la substance. Nul trouble apparent immédiat, mais à partir de neuf heures on observe la tendance au repos, l'anxiété, l'inappétence, un tremblement musculaire général. Les battements du cœur tombent à 124, puis à 102.

Le 28, à huit heures et demie du matin, on compte 108 battements, 10 centigrammes du même produit sont introduits sous la peau de la partie interne de la cuisse gauche A midi on compte 182 battements, l'action toxique paraît moins prononcée que la veille; mais à trois heures elle est très-développée, les oreilles sont dressées, le poil est faiblement hérissé, on compte 112 pulsations fortes et vibrantes.

A cinq heures, même état, mêmes caractères des battements du cœur qui s'élèvent à 144; on compte 120 inspirations. On en avait compté 60 à 64 avant l'expérience.

Le 29 au matin, on trouve 198 battements forts et vibrants

on s'assure que l'absorption de la matière amère est complète et que les petites plaies sont déjà cicatrisées sans trace de suppuration.

On continue d'administrer le principe amer, mais en le faisant avaler ; on en fait prendre ainsi les 29 et 30 juin et le 1er juillet, successivement 15, 20, 30 centigrammes, et chaque jour dans les heures qui suivent, les battements du cœur diminuent de 24 à 30, reprenant leur fréquence le lendemain matin, mais les effets généraux sont beaucoup moins marqués et le principe amer est complétement digéré. Les selles deviennent liquides le troisième jour. Nous ne pouvons d'ailleurs parler de l'action diurétique, il nous a été impossible de constater la quantité d'urine émise ; du 2 au 6 juillet on suspend l'administration de cet agent, et les battements du cœur restent à peu près uniformément à 186. Puis, le 7 et le 8, le principe amer est de nouveau donné à la dose de 10 centigrammes, et l'on observe dans la journée une diminution de 30 à 40 battements.

Ce n'est qu'avec une certaine réserve que nous présentons les faits relatifs à l'action sur la circulation, qui paraissent ressortir de cette expérience, la difficulté de compter les battements pouvant être une cause d'erreur : il est toutefois impossible que cette cause détruise complétement la valeur de résultats aussi tranchés. Mais il est quelques points sur lesquels nous devons insister ici : 1° l'absorption complète du principe amer par les vaisseaux, sans trace d'inflammation et de suppuration ; 2° l'absence complète de vomissements ; 3° les effets toxiques obtenus par l'absorption sous-cutanée d'une dose cinq fois plus faible que celle confiée à l'estomac, dont la force assimilatrice a pu être assez puissante pour digérer un corps éminemment délétère. Et ne peut-on pas voir là un exemple de cette prévoyance providentielle qui donne à l'herbivore la faculté de s'assimiler des substances du règne végétal vénéneuses pour d'autres espèces ? Enfin, cette absence d'inflammation à a suite de l'application sous-cutanée de notre principe amer, nous frappera encore plus quand nous verrons une dose plus faible déterminer chez le chien des accidents inflammatoires, effrayants d'intensité.

Deuxième expérience, sur un jeune chien basset, commencée le 11 juillet 1841. — Le 11, les 12, 13 et 14 juillet, on trouve pour moyenne des battements du cœur 148.

Le 14, à neuf heures du matin, on lui fait avaler 5 centigrammes de matière amère, semblable à celle qui avait servi pour les expériences précédentes.

A onze heures, il y a deux vomissements de matières glaireuses, filantes. Le pouls ne paraît pas sensiblement modifié.

Le 15, à huit heures du matin, on fait avaler au chien 5 centigrammes de la même substance. Outre les vomissements, qui se renouvellent trois fois, il y a une garde-robe sanguinolente, et les battements du cœur montent à 154.

Le 16, même dose administrée, même résultat.

Le 17, à neuf heures et demie, on introduit sous la peau de la partie interne de la cuisse droite, 05 centigrammes du principe amer. Le chien joue immédiatement après, et ne paraît ni fatigué ni souffrant.

A midi et demi, on compte 144 pulsations plus fortes que le matin.

A deux heures, 162 pulsations.

A trois heures, 184, tumultueuses, irrégulières, difficiles à compter. Le chien est couché dans un coin, refuse de boire et de manger, paraît marcher difficilement, a des hoquets. Les urines sont très-abondantes, et ce fait est d'autant plus remarquable que le chien a refusé de boire depuis plusieurs heures.

A quatre heures, on compte 186 battements plus distinctes. L'animal a l'air souffrant et abattu, se soutient difficilement sur ses pattes, et traîne celle postérieure droite. Il est agité, pour peu qu'on le remue, d'un tremblement musculaire général, refuse toujours de boire et de manger, a encore uriné, et a eu une garde-robe demi-liquide.

A neuf heures du soir, on compte 174 pulsations moins fortes, mais plus tumultueuses, le chien refuse de se lever et se laisse traîner.

Le 18, à neuf heures du matin, 188 battements plus faibles.

L'animal n'a ni bu ni mangé ; il refuse du lait. Les yeux sont chassieux. Poil sordide et non brillant. Amaigrissement considérable ; parois abdominales extraordinairement rétractées ; la cuisse droite présente un gonflement phlegmoneux considérable.

Il n'y a eu, depuis la veille, ni garde-robe, ni urine.

A trois heures, 192 battements ; même état.

A quatre heures, état général un peu amélioré (urine); le gonflement de la cuisse n'a pas diminué ; le chien refuse toujours les aliments ; il boit un peu de lait.

Le 19, le chien est plus gai ; il mange un peu de viande à midi. L'amaigrissement continue ; le gonflement de la cuisse est toujours le même.

Le 20 juillet, la petite incision faite à la peau de la cuisse est remplacée par une large ouverture à bords nets, livides et sphacélés; un pus sanieux, abondant, s'en écoule, et le gonflement parait diminuer.

Les jours suivants, la santé de l'animal continue de s'améliorer. Les battements du cœur reviennent entre 160 et 168.

Le 28, la plaie est cicatrisée ; on compte 168 battements. On fait prendre au chien, dans de la viande, 1 centigramme du principe amer ; nulle modification appréciable.

Le 29, 156 pulsations, fortes et régulières; on fait prendre, à neuf heures, 1 centigramme du même produit.

A deux heures et demie, les battements du cœur sont tumultueux, irréguliers, vibrants ; il n'y a eu ni selles, ni urines, depuis le matin. On fait reprendre 1 centigramme.

A trois heures et demie, il y a un vomissement glaireux, urine, air abattu.

Le 30, à neuf heures, 180 pulsations. On administre 1 centigramme du principe amer.

A midi, on trouve 168 pulsations.

A huit heures du soir, 1 centigramme est encore administré.

Le 31, les battements du cœur sont irréguliers et intermittents. On fait prendre un centigramme à huit heures et demie, et 2 centigrammes à 3 heures.

Le 1er août, on fait avaler au chien 2 centigrammes à neuf heures du matin. A midi, les battements du cœur sont tumultueux et tellement irréguliers, quant au rhythme et à la force, qu'il est impossible de les compter exactement. On en apprécie le nombre à 150, 160.

Dans cette expérience, le principe amer a présenté une action locale et inflammatoire assez intense pour déterminer la formation d'un phlegmon gangreneux, au lieu de son application sous la peau.

Administré avec les aliments, il a déterminé des vomissements et des selles liquides sanguinolentes, à la dose de 5 centigrammes. Les vomissements ont même eu lieu après l'administration de 2 centigrammes.

L'action diurétique a paru se manifester le jour de l'application du principe amer sous la peau ; le reste du temps nous ne l'avons plus observée.

L'influence exercée sur la circulation a présenté les caractères suivants : accroissement de fréquence considérable des battements du cœur pendant le développement du phlegmon ; dans les autres circonstances, les battements deviennent d'abord plus pleins, vibrants, perdant parfois un peu de fréquence, puis tumultueux, irréguliers et intermittents.

Le développement du phlegmon et l'état fébrile qu'il a déterminé suffiraient, indépendamment de l'intoxication observée, à expliquer l'augmentation considérable de fréquence des battements du cœur ; et dans les expériences ultérieures, où l'action perturbatrice survint si promptement, après l'administration de doses de 1 centigramme et 2 centigrammes, nous fûmes amené à considérer ces doses comme encore trop élevées pour obtenir des effets sédatifs purs.

Troisième expérience, sur nous-même. — Le 12 juillet 1841, le pouls ayant présenté les jours précédents, en moyenne, 64 pulsations par minute, toutes les fonctions s'exécutant d'une manière normale, nous appliquons à onze heures du matin, sur la surface d'un vésicatoire, placé la veille au soir à la partie interne du bras gauche, 1 centigramme de principe amer ; même produit que celui qui a servi aux expériences précédentes. Immédiatement, cuisson légère et sensation de chaleur non persistante, 60 pulsations régulières et larges.

A midi, éblouissements, engourdissement douloureux des bras, céphalalgie légère. 64 pulsations.

A deux heures et demie, la céphalalgie continue, bâillements, faiblesse musculaire générale. 70 pulsations.

A cinq heures, la céphalalgie est dissipée, appétit à dîner.

A sept heures, 72 pulsations régulières, garde-robe, urine, aucun symptôme appréciable.

A neuf heures, 64 pulsations ; la surface du vésicatoire est trouvée brune, violacée et comme légèrement escarifiée. 1 centigramme de matière amère est appliqué sans produire de cuisson immédiate.

A dix heures, 60 pulsations, le rhythme en paraît moins régulier, et de temps en temps une pulsation paraît manquer ; céphalalgie, éblouissement, faiblesse musculaire. La nuit est bonne, le sommeil paisible.

13 juillet, à sept heures du matin, 64 pulsations ; la surface du vésicatoire est recouverte de pus muqueux, on y applique 2 centigrammes de principe amer.

A huit heures, 64 à 68 pulsations, céphalalgie légère, éblouissements passagers.

A dix heures et demie, faiblesse générale assez grande.

A onze heures et demie, 64 pulsations, la faiblesse a augmenté, les jambes tremblent et semblent à tous moments fléchir ; les urines paraissent plus rares, appétit.

A une heure, 66 pulsations régulières, picotements au vésicatoire.

A deux heures, céphalalgie, faiblesse très-grande comme à la suite d'une émotion violente ou d'une syncope.

A cinq heures, 57 pulsations, les mouvements du bras sont douloureux ; la surface du vésicatoire est boursouflée, violette, avec une aréole inflammatoire d'apparence érysipélateuse de plusieurs centimètres ; l'appétit est bon.

A six heures, 66 pulsations régulières, dépressibles.

A huit heures un quart, 68 à 72 pulsations molles, très-irrégulières quant à la force et au rhythme, de 30 en 30 pulsations une manque complétement, de 5 en 5 il y en a une beaucoup plus faible ; disposition au frisson.

A neuf heures, 64 pulsations toujours irrégulières, urines plus rares.

A dix heures, 57 pulsations toujours irrégulières ; on panse le vésicatoire sans y appliquer de substance amère ; couché, on compte 60 pulsations ; le sommeil est agité, souvent interrompu, on éprouve une chaleur pénible et inusitée des pieds et des mains.

14 juillet, à huit heures du matin, 68 pulsations régulières, application de 2 centigrammes sur le vésicatoire, cuisson avec fourmillement.

A onze heures, céphalalgie, éblouissements, léger trouble de la vue, 60 pulsations, appétit.

A deux heures, faiblesse musculaire que la marche dissipe un peu, 60 pulsations irrégulières et intermittentes; le bras est très-douloureux.

A six heures, après dîner, fatigue, faiblesse, retour de la céphalalgie et des éblouissements.

A huit heures et demie, 60 pulsations inégales, irrégulières, intermittentes, fatigue très-grande, courbature que n'expliquent pas les occupations de la journée, urine plus rare, garde-robe difficile.

La douleur et l'engourdissement augmentant ainsi que l'étendue de l'aréole inflammatoire, nous font suspendre l'application de la substance, et vingt-quatre après le pouls a repris son rhythme normal. Le vésicatoire est fermé le quatrième jour.

Le principe amer employé par la méthode endermique a déterminé, à la dose de 1 et 2 centigrammes, des accidents inflammatoires qui nous ont forcé le quatrième jour de cesser l'expérimentation. La dose d'un centigramme a constamment suffi pour produire des effets toxiques, céphalalgie, éblouissements, trouble de la vue, faiblesse générale, frisson, bâillements; le sommeil a été peu modifié; l'appétit semble avoir plutôt augmenté que diminué, la sécrétion rénale a paru ralentie.

L'influence exercée sur la circulation s'est manifestée par l'inégalité, l'irrégularité et l'intermittence du pouls sans qu'on ait observé une diminution notable de fréquence, bien que le pouls soit tombé momentanément à 57.

Quatrième expérience, sur nous-même. — Le 28 juillet 1841, santé parfaite, le pouls oscillant de 64 à 72; à huit heures du matin je prends par la bouche 0 gramme 005 de principe amer (même produit que pour les expériences précédentes), nul effet appréciable.

A deux heures, cinq autres milligrammes.

A cinq heures, 58 pulsations; appétit, avec léger sentiment de défaillance.

A neuf heures, 60 pulsations.

A dix heures, cinq autres milligrammes.

29 juillet, à six heures du matin, 60 pulsations : 0 gramme 005; céphalalgie, éblouissements.

A midi, 57 pulsations.

A deux heures, 58 pulsations égales, larges, régulières: 0 gramme 005.

Même sentiment de céphalalgie frontale et de défaillance à la région épigastrique, éblouissements, faiblesse des jambes.

A cinq heures, 58 pulsations, l'appétit a diminué; immédiatement après diner 64 pulsations, dans la soirée le pouls revient à 58.

A dix heures, même sensation de fatigue et de faiblesse musculaire (0 gramme 005), sommeil bon.

30 juillet, à six heures du matin, 56 pulsations normales (0 gramme 005), sentiment de défaillance.

A dix heures et demie, 54 pulsations, nausées, éblouissements (0 gramme 005).

A deux heures, 52 pulsations, pas de garde-robe, urines normales.

A cinq heures, 50 pulsations avant diner, 52 après, inappétence; je prends encore 0 gramme 005.

Céphalalgie, éblouissements, trouble de la vue, nausées, gaz développés dans les intestins, légère douleur abdominale.

A sept heures, 56 pulsations; pendant toute la soirée, malaise assez grand, nausées presque continuelles, chaleur pénible, fatigue, cessation du médicament, insomnie, urines abondantes, pas de soif.

31 juillet, à six heures, 54 pulsations, le mouvement élève le pouls à 66, mais le repos le ramène promptement à 54, malaise très-grand, urine limpide, abondante, selle diarrhéique.

A neuf heures, 60 pulsations intermittentes, mais régulières, délabrement d'estomac, gaz intestinaux déterminant des borborygmes, renvois gazeux, nausées, bâillements, éblouissements simulant l'apparition brusque d'éclairs, l'appétit revient à midi.

A deux heures, mieux, il n'y a toujours pas de soif, lassitude et tendance au sommeil, selle diarrhéique.

Huit heures du soir, 60 pulsations avec intermittence, délabrement d'estomac, le sommeil de la nuit est souvent interrompu.

1er août, sept heures du matin, 60 pulsations irrégulières, difficiles à compter; levé, le pouls monte à 72. Céphalalgie frontale, bâillements, délabrement d'estomac; cet état persiste toute la journée, urines abondantes et déterminant de la chaleur au passage; après dîner, mieux être. A sept heures, 54 pulsations, nuit bonne.

Le 2 au réveil, 60 pulsations régulières, retour de l'état normal.

Les jours suivants le pouls varie de 64 à 68.

Dans cette expérience, le principe amer de la digitale pris pendant trois jours consécutifs à la dose de 5 milligrammes, répétée trois fois chaque jour à quatre ou cinq heures d'intervalle, a produit des effets appréciables sur la circulation outre les phénomènes d'intoxication observés précédemment. Le ralentissement du pouls a été progressif, et le troisième jour celui-ci est descendu à 50 pulsations. Ce ralentissement a été suivi d'irrégularité et d'intermittence; puis, après la cessation du médicament, ce ralentissement du pouls s'est prolongé deux jours entiers, diminuant progressivement jusqu'au rhythme normal.

La sécrétion urinaire a été évidemment influencée, mais cette influence a consisté dans une diminution pendant l'expérience, suivie d'une notable augmentation après la cessation du médicament.

Enfin il nous a semblé que de cette expérience ressortait la nécessité d'employer des doses encore plus faibles.

Une personne à qui le régime imposé par l'état de sa santé, d'une part, et de l'autre l'habitude de l'expérimentation, permettaient d'apporter à ces essais tout le soin et toute la précision désirables, voulut bien tenter plusieurs séries d'expériences dont nous donnerons le résumé.

Une première expérience, remontant à novembre 1841, avait démontré que la combinaison du principe amer de la digitale avec le tannin produisait des phénomènes toxiques analogues à ceux produits par le principe amer isolé.

Les causes nombreuses qui peuvent faire varier la fréquence du pouls étant de nature à jeter du doute sur les effets que nous étions disposé à attribuer au principe amer de la digitale sur la circulation, cette personne commença par étudier ces diverses influences, puis elle prit, pour écarter les causes d'erreur, les précautions que nous allons indiquer.

Le minimum de fréquence étant atteint dans la position horizontale, il devint nécessaire d'adopter cette position pour compter le pouls. Le temps écoulé depuis le repas et la nature de celui-ci pouvant également apporter de notables variations à cette fréquence, le régime adopté fut d'une extrême régularité sous le rapport de l'heure des repas, de la nature et de la quantité des aliments. Le pouls était compté aux mêmes heures cinq fois par jour, et après dix minutes au moins de repos dans la position horizontale. Chaque série d'expérimentation présenta trois phases.

La première consacrée à la constatation du nombre des battements du pouls avant l'essai.

La deuxième consacrée à la constatation du nombre des battements du pouls pendant l'expérience.

La troisième consacrée à la constatation du nombre des battements du pouls après.

Les essais furent faits avec du principe amer pur, mais non traité par l'éther.

Première série d'expériences. — Après dix-huit jours d'observations du pouls normal dont la moyenne fut trouvée de soixante pulsations 6/18 par minute, le principe actif fut pris en pilules de 2 milligrammes chacune, dont une à onze heures du matin et l'autre à onze heures du soir pendant huit jours. Le neuvième jour, la dose ayant été portée à 6 milligrammes, il y eut dès le lendemain matin nausées, efforts de vomissements, coliques et mouvement diarrhéique qui forcèrent de suspendre l'usage du principe amer. Néanmoins ces phénomènes morbides ne disparurent complètement qu'au bout de huit jours.

La moyenne générale du nombre des pulsations pendant les neuf jours d'administration de l'agent médicamenteux fut trouvée de 52 3/9 et le minimum observé le neuvième jour était de 42.

Voici les principaux phénomènes observés pendant les neuf jours d'expérimentation.

Dès le premier jour et la plupart des suivants, sentiment de plénitude générale et pulsations artérielles dures. A partir du troisième jour jusqu'à la fin, tiraillements d'estomac et prostration générale.

Le cinquième et le sixième jour, on a cru remarquer une légère augmentation de la sécrétion urinaire.

Pendant sept jours après avoir cessé l'usage de la digitaline, on continua d'observer le pouls, et la moyenne de fréquence fut de 58, le minimum étant de 52.

Il n'était guère possible de conserver des doutes sur l'effet sédatif du principe amer que nous étudiions. Une dose minime, 4 milligrammes, dose qui n'avait pu être dépassée sans causer des phénomènes d'intoxication, avait produit un ralentissement marqué dans la circulation.

Ces essais durent nous suggérer cette question, d'accord d'ailleurs avec l'esprit et la lettre du programme posé par la Société de pharmacie :

Le principe isolé que nous avions essayé sous le rapport physiologique était-il bien le seul auquel la digitale dût ses propriétés? La plante entière n'avait-elle pas une action plus marquée sur la circulation que notre produit? C'est pour la résoudre que la même personne fit, dans les mêmes circonstances et avec les mêmes précautions, l'expérimentation comparative suivante, en substituant à notre principe amer de la poudre de digitale de bonne qualité.

Pendant sept jours avant l'expérimentation, la moyenne des pulsations fut de 57 1/2.

La poudre de digitale, mise en pilules de 10 centigrammes, fut prise pendant quatre jours à la dose de 10 centigrammes matin et soir. Le cinquième et le sixième, trois pilules de 10 centigrammes furent prises dans la journée. Le septième et le huitième, la dose fut portée à quatre, prises à un intervalle de deux à trois heures.

La moyenne des pulsations pendant cette période fut de 55 2/8. Pendant les quatre premiers jours l'action sur le pouls fut peu sensible, il n'y eut point non plus de phénomènes marqués; mais le cinquième jour la dose étant portée à 30 centigrammes, il y eut quelques nausées et quelques coliques, puis survinrent les jours suivants le sentiment de plénitude, les tiraillements d'estomac et les gargouillements d'intestins, en même temps que la diminution des pulsations devint plus marquée.

L'action sur les urines n'apparaît pas plus manifeste que dans la précédente expérience.

La moyenne des pulsations pendant les six jours qui suivirent la cessation de la digitale fut de 52 1/6, et bien inférieure, comme on le voit, à celle de la phase d'expérimentation. Nous ferons observer d'abord, que la dose de digitale prise les quatre premiers jours paraît avoir été insuffisante, et puis nous pensons, d'après ce fait et quelques autres que nous possédons déjà, que lorsque la dose de digitale n'est pas trop élevée, son action sédative persiste quelque temps après qu'on en a cessé l'emploi, et si cet effet n'a pas été observé dans l'expérimentation sur la digitaline pure, nous sommes fondé à croire que cela tient à ce que la dose de 6 milligrammes de matière pure était proportionnellement beaucoup plus forte que celle de 40 centigrammes de poudre de digitale.

Nous ferons aussi observer que les phénomènes observés après l'emploi de la digitale paraissaient affecter plus spécialement les organes digestifs et que sa tolérance nous a paru moindre encore que celle du principe amer isolé.

Nous croyons du reste ces deux séries d'observations de nature à démontrer que le principe actif isolé par nous possède bien en effet une action pareille à celle de la plante dont nous l'avons tiré, ce qui nous fait dire approximativement que ce principe possède une action sur l'économie au moins cent fois aussi grande que la poudre de la plante sèche.

Quelques essais tentés depuis dans des cas morbides sont venus confirmer les résultats que nous possédions déjà. Pour ne pas donner trop d'extension à cette partie de notre travail, nous nous bornerons à en analyser rapidement deux ou trois.

Dans un cas très-grave où une pleurésie avec péricardite était compliquée d'anasarque avec rareté des urines chargées d'albumine et de la matière colorante du sang, alors que la toux, l'orthopnée, le pouls devenu filiforme, le désordre tumultueux des battements du cœur que l'on ne pouvait compter, faisaient regarder la mort comme imminente, l'administration de la digitaline, à dose de 2 milligrammes que l'on renouvela trois fois jusqu'au soir, fut suivie de l'évacuation, dans le courant de la nuit, de trois pintes d'urine limpide ; en même temps avait cessé l'orthopnée, et le pouls, que la veille il avait été impossible de compter, présentait 120 pulsations régulières. Quatre pilules de 2 milligrammes de digitaline furent données dans la journée. La sécrétion urinaire continua avec la même abondance, et le lendemain le pouls donna 96 pulsations larges, développées avec quelques intermittences. En même temps revenait l'appétit, cessaient la diarrhée et la soif. Continuation de la même médication, mêmes résultats, et le lendemain au matin le pouls est tombé à 54 pulsations régulières, mais avec intermittences, une pulsation manquant après 15 à 16. On diminua les doses de digitaline, et au bout de huit jours la répugnance de la malade força d'en suspendre l'emploi. Mais les accidents graves ne se renouvelèrent plus et la malade est aujourd'hui complétement guérie.

Dans un autre cas d'épanchement pleurétique simple, la digitaline fut donnée avec succès et parut hâter la résorption de l'épanchement.

Enfin nous mentionnerons un cas où l'emploi de notre principe amer, conseillé pour des palpitations nerveuses, eut une action diurétique très-prononcée, puisque la malade non prévenue à ce sujet nous en fit part la première ; cette action diurétique persista pendant tout le temps de l'emploi du principe amer.

EXTRAIT DU PROCÈS-VERBAL

De la séance de la Société de Pharmacie de Paris,
du 4 décembre 1844.

Présidence de M. Bonastre

M. Chatin, au nom de la commission des prix, lit un rapport sur le concours relatif à la digitale. La commission conclut à ce que le prix soit décerné à l'auteur du mémoire n° 2, portant pour épigraphe : *Sumite materiam vestris **** œquam viribus et versate diù.* L'auteur de ce mémoire a envoyé à la société un échantillon de digitaline sur laquelle il a été possible de faire des expériences ; il a décrit le procédé au moyen duquel il a été possible à la commission d'extraire ce principe et de répéter les expériences physiologiques de l'auteur.

L'auteur a observé l'action de la digitaline sur lui-même et sur quelques autres personnes ; il résulte de ses expériences que cette matière prise à la dose de 0 gr. 005 à 0 gr. 02, ralentit la circulation et peut développer des phénomènes toxiques, tels que nausées, éblouissements, céphalalgie et vertiges.

M. Martin Solon, bien connu pour son zèle à soumettre à l'expérience les médicaments qui se présentent comme destinés à ajouter aux ressources de la thérapeutique, s'est empressé de nous prêter son concours, pour la vérification des propriétés médicinales du principe qui nous occupe. Nous sommes heureux de le dire, les expériences faites par M. Martin Solon ne confirment pas seulement celles de l'auteur, elles nous montrent la digitaline plus active que l'auteur ne l'avait vue lui-même. Il a toujours constaté qu'à la dose de 1 à 3 milligrammes par jour, son action sur la circulation était sensible et faisait tomber en moyenne les pulsations de 72 à 55 par minute ; les effets toxiques précités ont presque toujours apparu dès que la dose de la substance active était portée à 1 centigramme par jour.

L'action diurétique signalée dans quelques-unes des expériences de l'auteur ne s'est pas confirmée. En résumé, l'ensemble des observations faites par M. Martin Solon le porte à penser que la substance précédente devra, dans son application thérapeutique, être comprise entre les doses de 1 milligramme à 1 centigramme.

En conséquence, la commission conclut à ce que le prix soit accordé à l'auteur du mémoire n° 2.

Cette proposition est adoptée. Le cachet qui couvre le nom de l'auteur étant rompu par M. le président, il proclame que le prix de 1,000 francs affecté par la société à l'auteur du mémoire qui donnerait le moyen d'isoler le principe actif de la digitale et qui ferait connaître la nature chimique et les propriétés de ce principe, est acquis à M. Homolle, docteur en médecine à Paris.

RÉPONSE
DE T.-A. QUEVENNE A M. NATIVELLE
AU SUJET DU PRIX
DÉCERNÉ

A M. HOMOLLE

Par la Société de Pharmacie de Paris

POUR LA DÉCOUVERTE DE LA DIGITALINE

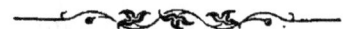

Dans une note de M. Nativelle, annexée à son mémoire sur la digitale pourprée, se trouve une diatribe contre la dernière commission des prix de la Société de pharmacie, et en particulier contre moi, qui n'en faisais pas partie. Ce mémoire ayant été envoyé aux pharmaciens de Paris (1), je me trouve dans la nécessité de répondre à l'accusation dirigée contre moi.

La mercuriale que M. Nativelle s'est cru en droit de m'adresser, repose sur l'affirmation suivante : « L'auteur véritable du mémoire qui a remporté le prix (proposé pour la découverte de la digitaline) est M. Quevenne, pharmacien de la Charité, membre de la Société de pharmacie, » et ne pouvant à ce titre prendre part au concours (mémoire de M. Nativelle, page 2). Cette affirmation de M. Nativelle a elle-même pour base trois allégations qu'il m'attribue.

1º J'aurais dit, en parlant du concours de la digitale : « *J'ai remporté le prix de la digitaline sur douze concurrents.* » Ces paroles sont fausses.

Le chef de la maison dont parle M. Nativelle, m'ayant demandé s'il y avait beaucoup de concurrents pour le prix de la digitale, j'ai répondu : « *On m'a dit qu'il y en avait douze, j'ai d'abord*

---

(1) J'ai reçu ce mémoire le 9 de ce mois.

pensé que ce chiffre était exagéré, mais plusieurs personnes m'ayant répété la même chose, j'ai fini par le croire exact. » Je n'ai d'ailleurs cité, à ce sujet, aucun nom, pas plus celui de M. Homolle que le mien.

2° « *J'ai fait le travail, mais le mérite n'est pas pour moi* (1). » Cela est faux. Non-seulement ce ne sont pas là mes paroles, mais je n'ai rien dit d'analogue.

3° » *Nous sommes deux* (2). *je ne pouvais pas concourir.. j'étais juge et partie dans l'affaire.* » Cette troisième allégation est vraie, sinon pour les paroles, du moins en grande partie pour le sens. Ce que je disais là n'était, du reste, qu'une déduction de la lettre que M. Homolle avait déjà envoyée à la Société de pharmacie, et qui a été lue en séance générale le 8 de ce mois ; voici cette lettre :

A Monsieur le Président de la Société de Pharmacie.

« Monsieur,

» Des essais qui remontent aux derniers mois de l'année 1838
» m'avaient conduit, en juin 1840, à fixer les bases d'un procédé
» d'extraction du principe actif de la digitale.

» M. Quevenne voulut bien, à cette époque, associer ses efforts
» aux miens, afin de poursuivre de concert nos investigations à ce
» sujet.

» Ces recherches nous permirent d'isoler le principe actif, dont
» nous déposâmes, sous cachet, un échantillon à la Société de
» pharmacie, le 28 juillet 1841; notre intention étant de compléter
» ce travail en dehors du concours sur la digitale, auquel M. Que-
» venne ne pouvait prendre part en sa qualité de membre de la
» Société.

» Mais la santé de M. Quevenne l'ayant obligé à suspendre ses
» occupations, et la question, non résolue, étant remise au
» concours, j'ai cru pouvoir, avec son assentiment, continuer ce
» travail et le présenter en mon nom, me réservant de lui

---

(1) Évidemment la phrase de M. Nativelle n'exprime pas ici ce qu'il veut dire, à savoir : J'ai fait le travail, le mérite m'appartient, mais le fruit est pour un autre.

2) Il est à remarquer que, dans une même ligne, M. Nativelle m'attribue deux phrases contradictoires : *J'ai fait le travail... Nous sommes deux.*

» restituer, ce que je fais ici, la part de collaboration qui lui
» appartient (1).

» Veuillez agréer, Monsieur le Président, l'assurance de la
» haute considération, etc., etc.

» Dr HOMOLLE »

Voilà donc ma position bien établie : réunion avec M. Homolle en 1840, pour faire, en commun et en dehors du concours, un travail sur la digitale ; quelque temps après, cessation, pour cause de mauvaise santé, de collaboration de ma part. A ce moment, et pour constater ce qui nous était commun, nous déposons sous cachet un échantillon du principe amer (digitaline), que nous venions d'isoler de la digitale, principe dont nous ne connaissions pas encore les propriétés chimiques, pas plus que l'action physiologique ou thérapeutique. M. Homolle reprend alors le travail à lui seul, poursuit l'étude du produit isolé, constate que c'est bien le principe actif de la plante, fait en un mot le mémoire qui a remporté le prix.

De la lettre de M. Homolle, comme de ce que j'ai exposé jusqu'ici, il ressort que M. Nativelle a eu grand tort d'affirmer que « *l'auteur véritable du mémoire qui a remporté le prix est M. Quevenne.* » Cette assertion est donc sans base réelle, et l'affirmation étant fausse, il ne reste plus que calomnie dans les conséquences que l'auteur en a déduites.

Dans l'entrevue toute fortuite citée par M. Nativelle, j'ai longtemps et vainement essayé, en y mettant toute la modération que m'imposait sa condition de vaincu, de lui démontrer qu'il était mal renseigné, que ses allégations étaient pour la plupart inexactes. J'ai vu que je perdais complétement mon temps, et dès lors je l'ai renvoyé pour plus ample information à la lettre de M. Homolle, qui a déjà était envoyée à la Société de pharmacie pour être livrée à la publicité.

---

(1) A l'explication renfermée dans cette lettre, j'ajouterai que ma santé m'ayant permis depuis quelque temps de me livrer de nouveau au travail, nous avions résolu, M. Homolle et moi, de reprendre l'étude de la digitaline au point de vue physiologique et thérapeutique, et de publier l'ensemble du travail, ainsi complété, en dehors du concours, lorsqu'une démarche indiscrète de M. Nativelle est venue, à notre grand regret, nous obliger d'abandonner cette détermination.

Mais je ne veux point aborder, pour le moment, un ordre de faits qui pourrait me conduire à prendre l'offensive, lorsque je ne veux que me défendre.   Q.

Examinons maintenant un autre ordre de griefs de M. Nativelle. Celui-ci prétend que ma position de membre de la Société de pharmacie a dû me mettre à même de connaître les travaux des autres concurrents (mémoire cité page 2). Si à ce titre, en effet, j'avais pu avoir la *moindre* connaissance des mémoires envoyés, et que j'eusse ensuite fait un travail ou simplement aidé à un travail sur le même sujet, fût-ce en dehors du concours, je croirais mériter les plus sévères épithètes, celles qui sont réservées à l'homme sans probité, et je trouverais l'attaque de M. Nativelle encore trop modérée.

Mais il est à la connaissance de toute la Société de pharmacie, que depuis la fin de 1841, c'est-à-dire depuis trois ans, époque à laquelle ma santé m'a forcé de suspendre mes occupations scientifiques, *je ne suis pas allé une seule fois à la Société de pharmacie.* Ce fait (qui est une privation ajoutée à toutes celles que le désir de recouvrer la santé a dû m'imposer) est assez connu pour que M. Nativelle pût s'édifier à ce sujet, s'il voulait prendre la peine de chercher à connaître la vérité. Or si je n'ai eu aucun contact avec la Société de pharmacie depuis si longtemps, quelle probabilité y a-t-il que j'aie pu prendre connaissance des travaux envoyés? Mais je vais plus loin : admettons le doute à ce sujet, et voyons s'il a été matériellement possible que je pusse connaître quelque chose du travail de M. Nativelle, pour en faire profiter M. Homolle.

Le mémoire de M. Nativelle n'a été envoyé qu'en 1844 *au concours* (mém. de M. Nativelle, p. 1); *celui de M. Homolle était envoyé, lui, dès le mois d'avril* 1843, et l'auteur n'y a point fait la moindre addition depuis : tel il était alors, tel il est imprimé dans le *Journal de pharmacie* (janvier 1845) (1). *Il est donc bien évident que je ne pouvais, en* 1843, *faire d'emprunt à un mémoire qui n'existait pas encore.*

Mais M. Nativelle va bien plus loin (tant est grande sa disposition à voir tout le monde ligué pour conspirer sa perte : Société de pharmacie en masse, commission des prix en particulier, et M. S. et M. B., et *tutti quanti*); M. Nativelle, dis-je, accuse la commission d'avoir fait des emprunts à son mémoire en faveur de M. Homolle (*loc. cit.*, p. 1 et 2). Il est vrai que ce sont des emprunts,

---

(1) On pourrait au besoin constater l'exactitude de ce fait, en examinant le manuscrit déposé à l'époque dont nous parlons.

d'une nature assez vague, puisqu'*on ne pourra les reconnaître en comparant les textes des mémoires* (p. 2), *des emprunts que l'esprit sait faire et qui ne peuvent jamais se prouver* (Ib). Il me paraît difficile de comprendre de quel genre pourraient être ces emprunts insaisissables, à moins que ce ne fût une sorte d'*aura seminalis* qui, transportée par quelque procédé magique, dans un mémoire jusque-là sans valeur, eût la merveilleuse propriété de le métamorphoser tout à coup en un travail parfait. — Mais c'est beaucoup trop insister sur une accusation dirigée contre toute une commission, composée d'hommes que leur réputation de probité, leur position sociale et scientifique, mettent bien au-dessus des attaques de M. Nativelle. Et d'ailleurs, en lisant les deux mémoires, on est conduit à se demander ce qu'on eût pu prendre dans celui de M. Nativelle pour en gratifier M. Homolle. Or, pour moi, je ne l'aperçois pas jusqu'ici.

En effet, le principe retiré par nous de la digitale, et dont M. Homolle a poursuivi seul l'étude et décrit les propriétés dans son mémoire, comme il a été dit dans la lettre insérée plus haut, est une substance tellement active qu'on ne peut guère l'administrer chez les adultes à plus de 4 à 6 milligrammes par jour, et si l'on veut s'élever à 10 milligrammes on est exposé à produire des effets toxiques (*Journ. de pharm.* de janv. 1845, p. 93, Expériences de M. Martin Solon).

Quel est, au contaire, le degré d'énergie du produit de M. Nativelle? Il n'en dit qu'un mot dans son mémoire; on lit, en effet, à la page 12 que ce principe agit mortellement sur les animaux à la dose de 1 décigramme. Il serait bien désirable que l'auteur eût dit au moins sur quels animaux il a expérimenté. Est-ce sur un chat, un cabiais, un chien, un oiseau? Il serait surtout à désirer qu'il eût dit quelle est l'action sur l'homme; mais on n'en trouve pas un seul mot dans son mémoire. Admettons toutefois la dose ci-dessus (1 décigramme) comme étant celle à laquelle le produit de M. Nativelle provoque des effets toxiques; mais le nôtre en produit à 1 centigramme, c'est-à-dire à une dose dix fois moindre (1).

---

(1) Le chiffre 10 indiqué ici comme représentant la différence d'action ne doit être considéré que comme approximatif; cette différence peut être plus grande, elle peut être moindre. M. Nativelle ne parlant pas à peine de l'action physiologique de son produit, nous manquons, de ce côté, de base pour établir une comparaison certaine. Si M. Nativelle croit que nous faisons erreur à son désavantage

Il est encore une assertion contenue dans la note de M. Nativelle qui, pour ne pas me concerner, ne mérite pas moins d'être signalée; la voici :

« Ce mémoire (de M. Nativelle) remplissant toutes les conditions du programme (voir le *Journal de pharmacie* de février 1844), et était le premier du concours. »

Cette phrase ne peut présenter qu'un sens à la première lecture : au mois de février 1844, le mémoire de M. Nativelle avait été jugé le meilleur du concours ; il remplissait toutes les conditions du programme. Vainement j'ai cherché dans le journal cité ce qui pouvait concerner le travail en question, il n'y en est point parlé; or, il y a pour cela une bonne raison, c'est que le mémoire de M. Nativelle n'existait pas encore : il n'a été présenté à la Société de pharmacie que le 2 octobre 1844 (*Journal de pharmacie*, numéro de novembre 1844, p. 393). Mais si le fait est ainsi controuvé par les dates, c'est donc là un indigne mensonge de M. Nativelle pour tromper le public sur la valeur de son travail? Nullement. A force de relire la phrase dont nous parlons, j'ai fini par m'apercevoir qu'elle pouvait avoir deux sens, et que l'auteur se réservait sans doute de la traduire ainsi : « Ce mémoire remplissait toutes les conditions du programme imprimé dans le *Journal de pharmacie* de février 1844, et était le premier en date (dans l'année 1844) envoyé au concours. »

Cela rappelle la maxime qu'on attribue à un célèbre diplomate : « La parole n'a été donnée à l'homme que pour dissimuler sa pensée (1). »

Je pourrais encore scruter d'autres faits, passer en revue d'autres assertions de la note de M. Nativelle, faire voir la fausseté des paroles qu'il prête aux différentes personnes qu'il met en jeu; mais ma réponse est déjà longue, je craindrais d'abuser des moments du lecteur.

---

en estimant son produit 10 fois au-dessous du nôtre, il y a un moyen bien simple de s'éclairer à ce sujet : c'est d'en appeler au jugement de M. Martin Solon auquel la commission des prix avait confié l'examen des produits envoyés par les concurrents.

(1) Enfin, on dit, et je crois le tenir de source certaine, que le mémoire que M. Nativelle a fait imprimer, est très-différent de celui qu'il avait envoyé au concours. C'est donc une autre fausseté de l'auteur d'avoir intitulé son travail : *Mémoire présenté, en 1844, à la Société de Pharmacie, pour le prix sur la digitale.*

Par tous les faits que j'ai exposés dans cette note, j'espère avoir mis hors de doute la fausseté des assertions de M. Nativelle. J'ai démontré surtout cette fausseté en prouvant, *par des dates d'une authenticité irrécusable*, l'impossibilité matérielle d'avoir pu rien emprunter à son mémoire. Or, l'accusation étant ainsi sapée dans sa base, je rejetterai à M. Nativelle les épithètes flétrissantes qu'il se permet de m'adresser, et je dirai à mon tour : Que penser du caractère et de la moralité d'un homme qui dénature les faits pour déverser la calomnie sur ceux qu'il lui plaît de choisir pour but de ses attaques? Où en serions-nous donc si toute personne qui a eu le malheur de faire un travail jugé inférieur, se croyait en droit d'adresser des injures à ceux qui ont mieux fait ? En vérité, on serait tenté de plaindre ces organisations qui ne voient partout que des ennemis, si l'indignation ne vous emportait loin de la froide raison !

Mais c'est trop longtemps parler d'une accusation dont la fausseté, j'en suis convaincu, est maintenant clairement démontrée : résumons-nous.

Dans le débat soulevé entre M. Nativelle et moi, voici à quoi peuvent, ce me semble, se réduire les questions à résoudre, en ce qui nous concerne, moi d'abord, et par suite, M. Homolle.

Quant à la première accusation, celle de m'être posé comme auteur du mémoire couronné, je la repousse par le démenti le plus formel. J'ai dit y avoir coopéré dans de certaines limites, — rien de plus.

M. Nativelle m'accuse ensuite d'avoir, comme membre de la Société de pharmacie, puisé dans son mémoire pour en faire profiter M. Homolle. Je dis que cela ne peut être, par trois raisons principales : 1° Je ne suis point allé une seule fois à la Société de pharmacie depuis trois ans, j'ai été pendant tout ce temps un étranger pour elle ; le fait est notoire : de là une probabilité en ma faveur ; 2° *Le mémoire de M. Homolle* (mémoire incriminé) *a été envoyé au concours un an avant celui de M. Nativelle* : de là impossibilité matérielle d'emprunter au second en faveur du premier; c'est là, je crois, une raison péremptoire s'il en fut jamais ; 3° Que pouvait prendre M. Homolle dans un mémoire dont les notions ne conduisent qu'à obtenir un produit dix fois moins actif que le sien ?

Relativement à l'observation des convenances que nous imposait la situation dans laquelle nous nous sommes trouvés, M. Homolle et moi, voici à quoi se résume la question : M. Homolle commence à s'occuper de recherches sur la digitale ; nous nous réunissons plus tard pour faire en commun un travail en dehors du concours, et nous arrivons à isoler un principe très-amer (1841) : c'était la digitaline ; mais nous ne le savions pas encore, nous en ignorions les propriétés chimiques, comme l'action physiologique et thérapeutique ; bientôt ma santé s'altère, je suspends ma collaboration, M. Homolle continue ce travail à peine ébauché et l'envoie au concours. Était-ce dans les convenances ? Pour toute personne désintéressée, la question n'est-elle pas résolue en notre faveur par le simple exposé des faits ?

Paris, le 12 janvier 1845.   T. A. QUEVENNE.

M. Nativelle, avec lequel je n'eus jamais le moindre rapport direct ou indirect qui pût le mettre à même d'apprécier ma valeur scientifique ou morale, s'est permis de m'attribuer un rôle indigne de tout homme qui se respecte.

J'aurais pu, laissant à M. Quevenne le soin de rétablir les faits dénaturés et de démentir les allégations de M. Nativelle, mépriser une telle calomnie et le renvoyer pour toute réponse à la lettre adressée par moi à M. le président de la Société de pharmacie, et insérée dans la note de M. Quevenne. J'ajouterai cependant quelques mots pour compléter, en ce qui me concerne, la réponse de ce dernier.

Je n'invoquerai pas les considérations de l'ordre moral, que M. Nativelle paraît être assez malheureusement organisé pour ne pas comprendre chez ses adversaires ; mais ne prête-t-il pas à M. Quevenne, même au point de vue de l'intérêt personnel, une absurdité de conduite dont je croirais peu de personnes capables, en admettant qu'il ait appelé un étranger à partager les honneurs d'une découverte qui lui aurait été personnelle, et cela en vue d'un prix décerné sous un autre nom que le sien, et dont la valeur pécuniaire ne compensait même pas les frais nécessités par plusieurs années de recherches ?

Plus j'y réfléchis d'ailleurs, plus je me persuade que, mieux inspiré aujourd'hui, M. Nativelle doit regretter, au moins dans son for intérieur, l'inqualifiable accusation lancée contre nous.

Paris, 14 janvier 1845.   Dr HOMOLLE.

www.ingramcontent.com/pod-product-compliance
Lightning Source LLC
Chambersburg PA
CBHW060514050426
42451CB00009B/979